CATALOGUE

DU

MUSÉE ANATOMIQUE

DE

TH. PETERSEN

DE HAMBOURG,

ARTISTE PEINTRE ET MODELEUR DE L'ACADÉMIE ROYALE DE MUNICH.

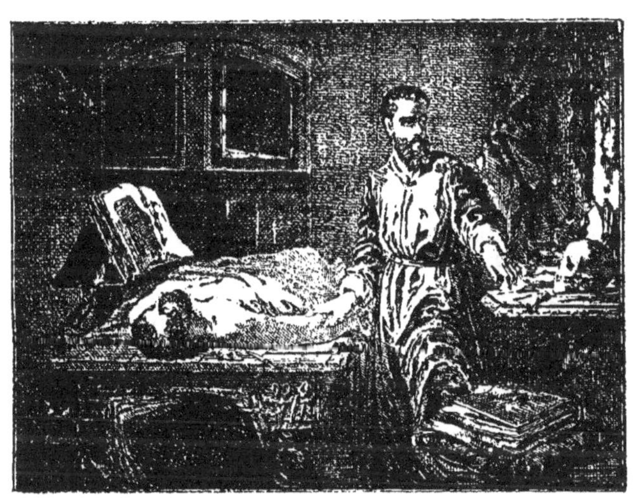

CHALONS-SUR-MARNE,

IMPRIMERIE DE T. MARTIN, PLACE DU MARCHÉ-AU-BLÉ, 54.

AVANT-PROPOS.

L'homme est le chef-d'œuvre de la Création.
(MOTTO.)

Le plus petit ver dans la terre, la moindre petite herbette dans les champs, annoncent la toute-puissance de Dieu, et encore bien plus l'homme, le roi de la création. Et pourtant il en est si peu, à l'exception des hommes de l'art, qui connaissent la structure de leur propre corps! La raison en est, sans contredit, que l'occasion manque à ceux qui ne sont pas initiés dans l'art de pouvoir contempler l'édifice intérieur de l'homme, car la lecture seule, même des meilleurs ouvrages d'anatomie, ne mène pas au but, c'est la contemplation qui manque.

Depuis longtemps on a cherché à imiter l'organisation du corps humain, et aujourd'hui surtout on se livre plus que jamais à ce genre d'industrie; mais on n'a jamais réuni toutes les conditions qui consistent dans la forme, la couleur, la légère transparence de la plupart des tissus, les rapports, les connexions des diverses parties représentées et la facilité de séparer et de réunir ces parties.

M. PETERSEN a le mérite d'avoir composé un grand Musée d'Anatomie. Durant plusieurs années il s'est occupé de cet objet, sans avoir égard ni aux peines, ni aux grands sacrifices pécuniaires qui en sont résultés; mais ses efforts n'ont pas été infructueux: il a réussi, au contraire, à remplir une tâche dont le monde éclairé doit lui savoir gré, en composant son Musée d'Anatonie, qui présente à tout le monde la meilleure occasion de s'instruire sur la structure du corps humain.

Tous ces objets, au nombre de plus de 300, sont, ou naturels, ou en cire. La collection de ceux-ci a été confectionnée d'après nature, sous la direction de MM. les Professeurs des différentes Académies de l'Europe.

CATALOGUE ANATOMIQUE

DE TH. PETERSEN.

SECTION 1re (Objets en nature).

EMBRYOLOGIE.

1. Œuf humain contenant un embryon de huit jours.
2. Embryon de quinze jours.
3. Embryon de trois semaines.
4. Embryon d'un mois.
5. Embryon de cinq semaines.
6. Embryon de six semaines.
7. Embryon de sept semaines.
8. Fœtus de trois mois.
9. Fœtus de quatre mois.
10. Fœtus de quatre mois. Ce Fœtus se compose de la partie supérieure, qui est la plus grosse, le *placenta*, auquel le fruit est attaché par le cordon ombilical, et de la partie inférieure, plus mince que l'autre, nommée membrane, ovaire ou vessie.
11. Fœtus de quatre mois et demi.
12. Fœtus de cinq mois, tenant par le cordon ombilical au placenta.
13. Fœtus de cinq mois (monstruosité).
14. Fœtus de cinq mois, coupe médio-verticale.
15. Fœtus de six mois (hydropique).
16. Fœtus jumeaux de six mois.
17. Fœtus de six mois, tenant au placenta, avec une partie de la matrice.
18. Fœtus de sept mois, avec cordon ombilical et placenta.
19. Fœtus de six mois, hydropisie à la tête.
20. Fœtus de six mois, hydropique, chez lequel le cerveau se trouve à moitié en dehors du crâne.
21. Fœtus de sept mois, enveloppé de la membrane, et nageant dans les eaux dites amniotiques.
22. Fœtus de huit mois.
23. Fœtus de neuf mois.
24. Fœtus sans crâne, sans cou, sans cerveau ; le cervelet seul existe, surmontant la moëlle épinière.
25. Fœtus de huit mois, sans crâne, sans épine cervicale et dorsale.

PIÈCES NATURELLES PRÉPARÉES ET CONSERVÉES DANS L'ESPRIT.

26. Une matrice avec les trompes de Fallope, les ovaires et le vagin. Par une incision faite à la matrice, l'on aperçoit, dans son intérieur, l'embryon de trois mois.
27. Cordon ombilical d'un enfant à terme.
28. Organes génito-urinaires de la femme, internes et externes, à l'âge de neuf ans.

29. Organes sexuels mâles, provenant de l'opération de la taille dans la vessie, et renfermant un calcul urinaire.
30. Cœur d'un enfant avec les ventricules ouverts.
31. Un cœur d'adulte avec les ventricules ouverts.
32. Ulcération conservée dans la dissection.
33. Un ténia (ver solitaire) de 19 mètres 50 centimètres, provenant d'un enfant de sept ans.
34. Un ténia d'homme.

SECTION II.

Préparation d'Embryologie en cire.

35. Coupe verticale d'un bassin de femme représentant une partie de la colonne vertébrale, le rectum, le vagin, la vessie, le col de la matrice et l'utérus.
36. Embryologie d'un mois.
37. id. de deux mois.
38. id. de trois mois.
39. id. de quatre mois.
40. id. de cinq mois.
41. id. de six mois.
42. id. de sept mois.
43. id. de huit mois.
44. id. de neuf mois.
45. Portion de la matrice où l'on voit un œuf de trois semaines, contenant un embryon au sein des eaux de l'amnios.
46. Embryon d'un mois, en forme de ver recroquevillé, grossi quatre-vingts fois.
47. Partie de la matrice où l'on voit un embryon de six semaines dans son œuf.
48. Œuf humain de deux mois, composé d'une portion épaisse de la matrice, avec le placenta, auquel pend le fruit au moyen du cordon ombilical.
49. Un fœtus de trois mois tenant au placenta par le cordon ombilical.
50. Fœtus de cinq mois, tenant par un cordon ombilical au placenta.
51. Un enfant à terme, avec le cordon ombilical et le placenta.
52. — 53. — 54. — 55. — 56. Squelettes de fœtus depuis cinq jusqu'à neuf mois.

Embryologie microscopique représentée en cinq tableaux.

1er TABLEAU.

57. Les parties génitales, extérieures et intérieures de la femme, grandeur naturelle. L'ovaire gauche est coupé (par le milieu), et l'on voit les vésicules qui contiennent les œufs
58. La jointure de la trompe de Fallope à l'ovaire.
59. La trompe de Fallope est ouverte, et l'on voit la séparation d'un œuf.
60. Aspect microscopique du sperme avec les spermatoses et les granules.

61. L'œuf primitif, ou la vésicule ovarique, fécondé avec les granules qui s'y rattachent, le chorion (la couche albumineuse), le jaune, les cellules du sang et la vésicule germinatrice.

2e TABLEAU.

62. Un ovaire coupé par le milieu ; les franges de la trompe de Fallope sont retroussées, pour voir l'œuf détaché à l'orifice du conduit de Fallope.
63. Ovaire sur lequel on remarque la petite plaie produite par la sortie des œufs, autrement dite *corpus luteum* (à cause de sa couleur).
64. Le *corpus luteum* de l'ovaire en état frais. La vésicule est en état de relâchement, et indique la sortie récente d'un œuf.
65. Ovaire sur lequel on remarque principalement les petits tubercules provenant de la cicatrisation de la petite plaie produite par la rupture causée par la sortie de l'œuf.
66. Un ovaire fermé, avec des vésicules tendues contenant des œufs mûrs, ramassés à la surface de l'ovaire.
67. Ovaire où l'on remarque la plaie toute fraîche, et d'autres déjà en état de cicatrisation partielle ou entière.

3e TABLEAU.

68. L'utérus. La préparation pour la réception d'un œuf qui se trouve à l'orifice du conduit ; le premier germe de la membrane caduque, ainsi que le liquide mucoso-albumineux, qui se forme par l'augmentation de la sécrétion muqueuse de l'utérus, et qui, en se condensant, produit la membrane caduque.
69. Utérus avec l'œuf qui a pénétré dans sa cavité, la formation des membranes *decidua vera et decidua reflexa.*
70. La formation de la membrane caduque réfléchie, déterminée par la marche progressive de l'œuf, la caduque utérine *vera* est ouverte, et le flocon mucoso-albumineux dans le col de la vessie considérablement agrandi.
71. Utérus avec embryon de 16 jours, où l'on voit également l'amios, le cordon ombilical, le chorion, la vésicule ombilicale, la membrane caduque utérine, la membrane caduque réfléchie, l'orifice du conduit oviducte de Fallope, le flocon mucoso-albumineux, et la surface de la coupe de l'utérus.

4e TABLEAU.

Contenant la formation de la figure.

72. L'embryon mesure 34 millimètres, une tête d'environ huit jours. Les parties de la tête sont bien accusées et séparées les unes des autres. Le cœur est encore dirigé en haut, parce qu'il s'attache à cette époque encore à la vésicule du cerveau. Une branche de l'aorte monte sur les deux côtés du cou, s'y ramifie en quatre parties qui servent à marquer la division de la figure.

73. Tête d'environ deux semaines. Les lignes de la figure sont déjà fortement accentuées et séparées au milieu ; la division est plus nette, le cœur se dirige en bas et cherche à s'éloigner de la tête.

74. Tête d'environ deux semaines et demie. Il s'y montre déjà une ligne sur la vésicule du cerveau, pour la séparation des deux hémisphères ; les fentes des parties faciales sont très-distinctement formées.

75. Tête d'environ trois semaines. Les rudiments de la face sont maintenant réunis ; le nez se prononce, de même que la mâchoire supérieure. La bouche s'ouvre de plus en plus et la langue prend une forme plus déterminée.

76. Tête de trois semaines et demie. La partie supérieure de la face est en formation ; quoique difforme, la langue est formée, et occupe sa place dans la cavité buccale.

77. Tête de quatre semaines. Les yeux quittent les parties latérales de la tête, et se placent à la face extérieure de la figure ; sous les hémisphères apparaissent les fontanelles.

78. L'ouverture buccale devient plus grande, pour faciliter la formation de la mâchoire supérieure et du nez ; les rudiments du nez se prolongent et s'arrondissent, les narines se prolongent davantage.

79. Tête de cinq semaines. Les renflements tuberculeux se transforment et effectuent la formation du nez ; de même, par la séparation du front et de la partie nasale, la formation des os nasals commence.

80. Tête de six semaines. Les narines sont formées et contribuent ainsi à la formation de la mâchoire supérieure, dont les parties tâchent de se réunir sous le nez.

81. Formation plus distincte des parties ; réunion des deux os de la mâchoire ; c'est le moment le plus important de la formation de la figure ; toutes les parties sont déjà prononcées et cherchent à parvenir à une forme plus parfaite. Tout est à sa place, et, s'il survient un trouble dans ce moment de transformation, c'est là que les becs de lièvre si connus prennent origine, et se montrent à la naissance sous les formes les plus variées ; de même les gueules de loup.

82. Tête de huit semaines. Les parties de la figure sont parfaitement divisées. Le nez commence à saillir de la partie supérieure de l'échancrure nasale ; les muscles des joues et la glande lacrymale sont indiqués.

83. Tête de dix semaines. La formation de la figure est achevée dans toutes ses parties. Les paupières sont fermées et couvrent le globe de l'œil ; les oreilles sont plus apparentes, et plusieurs tubercules commencent les pavillons ; le nez est presque formé et toutes les autres parties tendent à leur perfection.

5e TABLEAU.

Développement des parties génitales de l'homme et de la femme.

84 jusqu'à 98, de deux à trois mois. Ce n'est pas au troisième mois que le sexe peut se reconnaître avec facilité, si ce n'est par une fente qui se rencontre chez le sexe féminin au-dessous du clitoris. Le clitoris et le pénis sont dans ce moment aussi saillants l'un que l'autre. Ce n'est que dans le cinquième et le sixième mois que les parties génitales sont parfaitement distinctes dans les deux sexes. Toutefois, les troubles qui pourraient subvenir pour interrompre le développement de l'embryon pendant cette époque, occasionnent cette espèce de monstres dont le sexe est souvent très-difficile à reconnaître, et qui sont communément appelés des hermaphrodites.

6e TABLEAU.

fig. 1. Œuf de quatre jours, encore tout petit. La coque en étant coupée, on voit l'homme encore uni à la substance de l'œuf et commençant sa formation.
— 2. Le même embryon de quatre jours, bien agrandi.
— 3. Œuf de six jours, avec l'embryon en grandeur naturelle.
— 4. Le même embryon agrandi.
— 5. Œuf de huit jours, grandeur naturelle.
— 6. L'embryon de cet œuf agrandi.

7e TABLEAU, No 107.

fig. 7. Œuf de dix jours.
— 8. L'embryon de cet œuf agrandi.
fig. 9. Œuf de douze jours.
— 10. L'embryon agrandi.
— 11. Œuf de seize jours.

8e TABLEAU, No 112.

fig. 12. Œuf de dix-huit jours.
— 13. L'embryon agrandi.
fig. 14. Œuf de vingt jours.
— 15. L'embryon agrandi.

9e TABLEAU, No 116.

fig. 16. Œuf de trois semaines.
— 17. L'embryon agrandi.
fig. 18. Œuf de 24 jours.
— 19. L'embryon agrandi.
— 20. Œuf de cinq semaines.

10e TABLEAU, No 121.

fig. 21. Œuf de quatre semaines.
— 22. L'embryon agrandi.
fig. 23. Œuf de six semaines.
— 24. L'embryon agrandi.

11e TABLEAU, No 125.

fig. 25. Œuf de sept semaines.
— 26. L'embryon agrandi.
fig. 27. Œuf de deux mois.
— 28. L'embryon agrandi.
— 29. Œuf de trois mois.

SECTION III.

Pièces artificielles d'Anatomie comparée.

130. Bassin d'homme coupé verticalement, dont la paroi antérieure et le scrotum sont enlevés.
131. Bassin de jeune fille, comprenant les parties sexuelles externes, le vagin, la matrice, les trompes de Fallope, les deux ovaires et le rectum.
132. Organes sexuels femelles, internes et externes, avec un des ovaires incisé ; on y voit des vésicules (ovules), de 12 à 20 de chaque côté.
133. Tête, cou, avec une partie de la poitrine, disséqués, montrant les muscles et les vaisseaux sanguins.
134. Poumons d'un phtisique, représentant deux degrés différents de tuberculisation.
135. Cancer d'estomac, encéphaloïde.
136. Ulcération typhoïde, interne et externe.
137. Représentation d'une hernie double ou étranglée.
138. Substance cornée ayant pris naissance sur le front d'une femme, et atteint, dans l'espace de quatre ans, une longueur de 23 centimètres.
139. Poulet parfaitement anatomatisé.
140. Cœur d'adulte artificiel, par le docteur Auzoux, se démontant pièce par pièce, pour étudier tous les rapports.
141. Organes génitaux mâles avec section du pubis, se démontant pièce par pièce pour l'étude.
142. Une tête avec la face, dont la peau est enlevée et qui présente les muscles de la tempe, de la face et du cou, les artères, les veines, les nerfs, la glande carotide ; d'un autre côté, l'on voit la moitié du cerveau débarrassé de la dure-mère.
143. Tête où la moitié du crâne est enlevée, et où l'on voit le cerveau débarrassé de la dure-mère, de la pie-mère et des vaisseaux sanguins.
144. Coupe verticale d'une tête montrant la moitié du grand, du moyen et du petit lobe du cerveau, les cavités nazales et buccales, les orifices du pharynx et du larynx.
145. Cerveau dont toutes pièces sont mobiles pour l'étude.
146. Oreille de grandeur colossale, se démontant par pièces, et représentant tous les détails de cet organe si compliqué.
147. Tête humaine d'un enfant de douze ans, montrant la première et la deuxième dentition.
148. Tête phrénologique naturelle, avec topographie du système Gall.
149. Moitié sous-diaphragmatique du tronc, préparation en carton-pierre faite par M. Auzoux.
150. Moitié gauche de la face et du cou énormément grossie, et se démontant pièce par pièce pour l'étude ; mâchoire inférieure, glandes salivaires, sublinguales et sous-maxillaires ; arrière-bouche, avec la langue, les muscles de la parole, de l'œsophage ; arrière-gorge et trachée-artère.

151. Un petit garçon de huit ans, avec la poitrine et l'abdomen ouverts, où le sternum et les cartilages, ainsi que les parties molles, sont enlevées, et les principaux viscères sont mis à découvert.
152. Cavités thoraciques et abdominales, où l'on voit les poumons, le cœur, le diaphragme, le foie, la vésicule biliaire, l'estomac, la rate, les reins.
153. Partie supérieure du tronc de la femme, où le sein et ses téguments du côté droit étant enlevés, on aperçoit les muscles superficiels de la poitrine, du cou et du bras (tandis que le côté gauche présente un sein disséqué); les lobules de la glande mammaire et les canaux galactophores, sous forme de rayons blanchâtres, se rendant à la pupille du sein pour y aboutir aux orifices.

ACCOUCHEMENT.

Chirurgie Obstétricale.

154. Position des enfants jumeaux à six mois.
155. Accouchement par la face.
156. Accouchement par le crochet, présentation par le siége; on voit les mains de l'opérateur.
157. Accouchement avec version : les mains de l'opérateur dans l'intérieur de la matrice, ramenant les pieds de l'enfant, qui se trouvent enlacés par le cordon ombilical.
158. Accouchement par le forceps : l'on remarque les mains de l'opérateur au moment de retirer l'enfant, qui se trouve avoir la tête engagée dans les forceps ; la mère est ouverte pour laisser voir la situation de l'enfant dans la matrice; de chaque côté, l'on voit les mains qui soutiennent la malade.
159. Opération césarienne faite sur la ligne blanche; à la suite de l'opération, le danger est une inflammation du péritoine.
160. Accouchement accidentel. Jeune fille de dix-sept ans, morte subitement au bal, au mois d'avril 1855, à M...... Elle était enceinte; pour dissimuler l'état de sa grossesse à ses parents, elle laçait journellement son corset, de façon que l'enfant a eu les intestins écrasés, les jambes broyées, plus une hernie avec inflammation.

Cadre comprenant l'affection du col de l'utérus.

161. Col de l'utérus à l'âge de puberté, état sain.
162. Col d'une femme ayant eu des enfants.
163. Cancer ulcéré.
164. Tuméfaction du museau de tanche, et petites tumeurs rouges, molasses et vasculaires.
165. Museau de tanche très-tuméfié ; ulcération très-étendue.
166. Jeune fille de 18 ans ; congestion sanguine avec granulation blanche à la surface du museau de tanche ; mouchetures rougeâtres à la surface.

167. Tuméfaction considérable du reste du museau de tanche; mouchetures rougeâtres à sa surface.

168. Tuméfaction et sensibilité du museau de tanche; son orifice est entouré de membranes vésiculeuses transparentes, semblables à des groseilles blanches; pertes de sang abondantes.

169. Museau de tanche très-développé, très-dur, bosselé à la surface, d'un blanc rose; orifice largement ouvert, à bord anguleux; abus du coït, habitude de la masturbation.

170. Ulcération à la lèvre antérieure du col; la lèvre postérieure très-allongée; matière purulente sortant avec abondance de la matrice.

171. Vésicules miliaires sur le museau de tanche; l'utérus d'un rouge foncé; museau de tanche d'un brun violacé.

172. Prolapsus complet de l'utérus à la suite d'une chute.

MALADIES DES YEUX.

PREMIER CADRE.

173. Introduction d'un morceau de bois dans la pupille, à travers la cornée. (Affection accidentelle.)
174. Choroïde.
175. Angelops.
176. Schlérotite à son premier degré.
177. Pannus général de la cornée.
178. Encanthis.
179. Oblitération presque complète de la pupille.
180. Chémosis.
181. Amorose rétinienne.
182. Schynésie antérieure.
183. Schynésie postérieure.
184. Adhérence du bord pupillaire.
185. Conjonctivité granulée, avec ulcération du segment postérieur de la cornée.
186. Tumeur lacrymale.
187. Facettes de la cornée résultant d'une ophtalmie rhumatismale.
188. Formation de l'opacité de la cornée, ou kératite.
189. Hipopion.
190. Myocéphale, ou tête de mouche.

DEUXIÈME CADRE.

191. Cataracte verte compliquée d'un léger nuage.
192. Cataracte capsulaire antérieure.
193. Cataracte capsulo-lenticulaire.
194. Cataracte noire.
195. Cataracte végétante ou pyramidale.
196. Strabisme convergent.
197. Strabisme divergent.
198. Cataracte disséminée.
199. Cataracte étoilée.
200. Cataracte arborescente.
201. Fongosités d'une partie de la surface cornée conjectivale.
202. Ankilops.
203. Cataracte capsulaire postérieure.
204. Strabisme ascendant.
205. Cataracte capsulaire.
206. Staphylôme de la cornée.
207. Abcès ou limbe de la cornée.
208. Kératocèle externe.

TROISIÈME CADRE.

209. Exophtalmie causée par une portion de la carotide développée par un squirrhe.
210. Croûte de lait atteignant les paupières.
211. Psorophtalmie ou ophtalmie dartreuse.
212. Albugo compliqué de mydri.
213. Hydropysie dans la chambre intérieure.
314. Ulcère de la cornée.
215. Amaurose torpide.
216. id. rhumatismale.
217. id. rétinienne organique.
218. Glancôme.
219. Iritis séreux.
220. Iritis syphilitique.
221. Inflammation des deux paupières.
222. Rétinité compliquée de scélorite.
223. Ulcère cancéreux de la paupière supérieure.
224. Ectropion.
225. Fongus de la paupière.
226. Orgelet.

QUATRIÈME CADRE.

227. Hydrophtalmie.
228. Atrophie de l'œil.
229. Exophtalmie causée par une tumeur carcinomateuse ayant pris naissance dans la glande lacrymale.
230. Kératocèle formée par la membrane de Decesnet.
231. Albugo.
232. Flux palpébral des nouveaux-nés.
233. Grêles des paupières.
234. Base d'une tumeur cystique.
235. Perforation de la cornée donnant passage à l'humeur aqueuse.
236. Biépharoptosis.
237. Abcès de la conjonctive scléroticale.
238. Leucoma.
239. Plérigion.
240. Tumeur cystique.
241. Verrues des paupières,
242. Staphylôme.
243. Pustule maligne de la paupière supérieure.
244. Propulsion conique de cornée.

CINQUIÈME CADRE,

Comprenant les maladies de la peau, les maladies syphilitiques, scrofuleuses et cancers

245, — 246, — 247, — 248, — 249, — 250, — 251, — 252, 253, — 254, — 255, — 256, — 257, — 258, — 259.

---

260. Tête d'une fille de 18 ans, représentant l'opération de la cataracte par l'extraction.
261. Tête d'un vieillard de 60 ans, représentant l'opération de la cataracte par l'abaissement.

Différentes phases de l'âge de la femme : 262, — 263, — 264, — 265, — 266, — 267.

ETHNOLOGIE.

Collection de différentes races humaines des cinq parties du monde.

Le chemin le plus sûr, mais aussi le plus difficile pour arriver à des notions positives sur l'histoire primitive de l'homme, ce sont les recherches au point de vue de l'histoire naturelle. La situation de l'état des pays, la langue, la religion, le physique, la couleur, la ressemblance des mœurs, nous donnent les seuls appuis, quoique des conjectures et des conclusions doivent nous aider pour former un tout de ces appuis.

La question si tous les hommes descendent d'une seule paire, comme Moïse l'enseigne dans sa Genèse, a été confirmée par les savants les plus illustres, malgré une foule de contradictions ; la différence de conformation et de l'extérieur des hommes peut s'expliquer aisément par les influences du climat, de la nourriture et d'autres accidents, que quelques espèces rencontraient dans leurs migrations.

Que les hommes descendent d'une seule paire ou de plusieurs, il y a cela de positif, pour tous les hommes vivants, que nous pouvons les distinguer d'après leurs signes particuliers extérieurs, la forme de leur crâne, la couleur de leur peau et d'après leur chevelure, en trois races principales, qui habitent, avec deux races intermédiaires, et d'innombrables espèces bâtardes, les cinq parties du monde.

EUROPE.

268. SAMOYÈDES. — Habitants de la Russie d'Europe et de la Russie d'Asie. Leur origine est inconnue, ils sont petits et mal faits. Ce peuple idolâtre habite des tentes en été et des cabanes souterraines en hiver, mène une vie nomade et est pauvre et ignorante ; les femmes s'habillent avec des peaux de rennes.

269. JEUNE FILLE GRECQUE. — Cette race semble être une branche séparée de bonne heure de la famille caucasienne ; suivant quelques auteurs, aborigène des monts de la Thrace. Ce type se reconnaît encore chez quelques habitants de l'Archipel et de l'Italie.

270. ARMÉNIENS. — Probablement aborigènes de la chaîne du Caucase, d'où ils se sont répandus dans l'Asie Mineure et la Turquie d'Europe. Remarquables par la régularité et la noblesse des traits. Taille élevée et belle forme.

ASIE.

271. TARTARE. — D'après les Turcs, ce peuple appartenait à leur race. Ses traits rappellent ceux des Kalmoucks et des Mongols. Il habite en hiver des villages, et campe en été sous des tentes.

272. INDIENS CHINOIS. — Il paraît certain que les Chinois et les Indiens proviennent d'une même race ; mais elle a considérablement changé avec les temps, surtout pour les Chinois, qui se sont mêlés avec les Tartares. Certains auteurs assurent que c'est une race indigène, tandis que d'autres prétendent qu'elle dérive des Hébreux.

273. KALMOUCK. Aucune nation mongole ou tartare n'offre des traits plus caractéristiques que les Kalmoucks. Leurs yeux sont obliqués, le nez aplati ; ils ont le teint jaune, et mènent une vie errante. Cette tête représente le portrait de Théodore Iwanowich, peintre célèbre connu à Rome.

274. JAPONAIS. Ce peuple est un mélange de la race malaise et de la mongole. C'est une nation noble, fière et ingénieuse ; elle est la plus civilisée et la plus policée de l'Asie.

275. MANDARIN CHINOIS. Race mongole tartare, corps non disproportionné, peau peu foncée, nez écrasé, sourcils minces et arqués, yeux en amande. — Industrieuse, rusée, cupide, peu courageuse, détestant les étrangers, servile.

276. CHINOISE. Même race.

277. CIRCASSIENNE. Les Circassiens, renommés de tout temps par leur beauté, vivent divisés en petites tribus indépendantes ; ils ont des formes parfaites, un visage régulier, des yeux et des cheveux bruns, un nez aquilin, un air de noblesse, enfin des manières gracieuses ; c'est ce qui les a placés au premier rang.

278. HÉBREUX. Sortis du même foyer que la famille arabe, d'abord errants, ils finissent par s'établir en Palestine et se dispersent plus tard. Industrieux, avides de gain. Civilisation analogue au pays dans lequel ils vivent, bien qu'isolés par leur religion.

OCÉANIE.

279. PAPOUAS ou VAIGO. Peuple de la race nègre répandue dans les Moluques ; d'une grande taille, teint noir, cheveux laineux, nez plat, lèvres grosses, bouche large ; belliqueux, mais traîtres et cruels.

AUSTRALIEN et son fils. Ces habitants, sans être tout-à-fait nègres, en ont cependant plusieurs traits ; ils sont belliqueux, mais traîtres et féroces.

280. Père.

281. Fils.

NOUVELLE-ZÉLANDE. Ces indigènes appartiennent à la race polynésienne ; leur couleur est basanée, leur taille élevée ; ils ont les cheveux noirs, les traits agréables et réguliers ; ils se tatouent avec beaucoup de soin ; leur peau ressemble à celle des Otahitiens. Ce peuple est anthropophage.

282. HEKI, chef supérieur.

283. RIHI, femme.

284. NACHA, jeune fille.

285. POMAMA, jeune garçon.

286. JEUNE FILLE des îles Philippines. Ce peuple est d'une intelligence très-bornée, d'une indolence insurmontable, farouche et d'un aspect repoussant.

287. CARAIBE. Le costume de ce peuple consiste en un simple manteau. Ils sont fiers de leur tête, se perçent les narines, et les ornent de différents objets travaillés à cet effet, comme l'ivoire, etc.

288. HABITANTS DES ILES SANDWICH. Race mêlée, malaise et mongole. Etablie de temps immémorial dans l'Océanie, soit qu'on la considère comme aborigène de Bornéo et des îles de la Sonde, soit qu'on lui attribue une origine asiatique, américaine ou indoue, soit enfin qu'on la considère comme formée du mélange de ces diverses familles; actifs, entreprenants, vindicatifs, cruels, ils immolent des victimes humaines et l'anthropophagie est généralement répandue chez eux.

AFRIQUE.

289. NUBIENNE. Ce peuple habite un pays très-fertile aux parties arrosées par les branches du Nil, du reste couvert de sable brûlant et de déserts interrompus seulement par quelques oasis.

290. JEUNE NÈGRE de neuf ans, de l'Afrique du Sud. Ce peuple, en général, est d'un caractère doux et compatissant; beaucoup de sociabilité et de propreté distinguent les femmes de cette contrée; elles passent pour d'excellentes chanteuses.

291. JEUNE NÉGRESSE de l'Afrique centrale, près des sources du Nil; âgée de 13 ans, jolie de son naturel et remarquable par sa beauté, qui surpasse beaucoup celle des femmes des autres pays.

292. NÈGRES DE GALLAS. Chef de tribu. — Cette race sauvage et barbare est dispersée dans les contrées tropicales de l'Afrique; elle est divisée en plusieurs tribus, gouvernées par des rois ou des chefs. La plupart de ces peuples sont des païens, qui adorent un être suprême appelé Wag. Ils font annuellement un pélerinage à un arbre saint appelé Wandanable, et qui ne doit jamais être vu par une femme.

293. CAFRES. Ils habitent la partie orientale de l'Afrique et offrent le mélange de cinq races bien distinctes; les Cafres sont plus intelligents que les autres nègres.

294. FEMME HOTTENTOTE. Les Hottentots sont au dernier point de dégradation de l'espèce humaine. Des traits grossiers, le nez aplati, tout en eux annonce la stupidité; ils sont doux et inoffensifs, mais extrêmement sales.

295. ETHIOPIE. — Les femmes de ce pays sont d'un naturel doux; quoique leur peau soit cuivrée et les traits de leur visage peu réguliers, elles sont très-gracieuses, leur caractère est doux et affable.

296. L'HOMME DES BOIS. — Cette race humaine s'approche plus des nègres que de la race des Cafres, ainsi que de leur caractère; elle habite la partie orientale de l'Afrique; l'aspect de son nez recourbé est repoussant.

297. ABYSSINIEN. — Ce peuple dégénéré, cruel et sans industrie, aborigène d'Afrique, professe un judaïsme mêlé de christianisme.

298. SHAKOKA. — Ce peuple, qui habite le pays sauvage du Missouri, dans l'Amérique Septentrionale, se distingue par la variété des couleurs de son visage, ses cheveux argentés et ses yeux bleus: il porte le nom de Mandan-Indien.

299. MALICOLO. — Cette race humaine se distingue des autres nègres par le front élevé, marque que l'on ne rencontre que fort rarement parmi les nègres de l'Amérique.

300. MULATRESSE D'AFRIQUE. — La race indigène ayant fait alliance avec une autre, soit nègre ou blanche, a donné l'existence aux mulâtres, transportés de l'Afrique dans l'Amérique. Généralement ce peuple, qui habite les Antilles, est fort robuste.

301 FEMME DE LA CALIFORNIE. — Les habitants de ce pays ont le teint plus foncé que les autres Américains, il s'approchent en quelque sorte des Nègres.

302. Chef de tribu américaine.

303. ARABE. — Peuple intelligent, habitant les déserts du Sahara Homme.

304. Femme.

305. INDIEN. — Peuple cruel et anthropophage, habitant le point occidental du Dahonn.
Homme.

306. Femme.

FEMME DE RACE AMÉRICO-INDIENNE.

307. Figure de grandeur naturelle en cire, représentant une femme adulte, de race américo-indienne, parfaitement anatomatisée, qui se démonte dans toutes ses parties. Une figure de ce genre n'a pas encore été vue jusqu'à ce jour, et même les personnes qui n'ont pas étudié la médecine, la comprendront parfaitement après avoir vu cette dissection.

Cette pièce, qui peut-être considérée comme le chef-d'œuvre du Musée, a été exécutée par M. Petersen, à Florence, avec le concours des professeurs et des artistes les plus célèbres de l'Italie.

Grande collection d'ostéologie, se composant de squelettes d'hommes et de femmes, ainsi que de pièces séparées, du N° 307 au N° 324.

325. MOMIE D'ÉGYPTE, datant de 3,500 ans.
326. OVOLOGIE. — Incubation du poulet, 27 jours.
Grande collection de tableaux pour l'étude de l'anatomie.

GALERIE PATHOLOGIQUE SÉPARÉE

Prix d'entrée : 15 centimes.

327. L'opération de la taille, ou le système de faire l'opération de la pierre ; on voit les mains des opérateurs.

328. Rhinoplastie. Restauration du nez en entier; méthode indienne. Le nez ayant été détruit par une affection ou un accident, il est restauré au moyen d'un lambeau de chair pris sur le front. Vu de suite après l'opération.

329. Habitude vicieuse. Effet de l'onanisme sur une jeune fille de dix-sept ans.

330. Hermaphrodite femelle.

331. Hermaphrodite mâle.

332. — 333. — 334 — 335. — 336. — 337. — 338. — 339. — 340. — 341. — 342. — 343. — 344. — 345. — 346. — 347 — 348, Pathologie syphilitique.

Châlons, imp. T. Martin

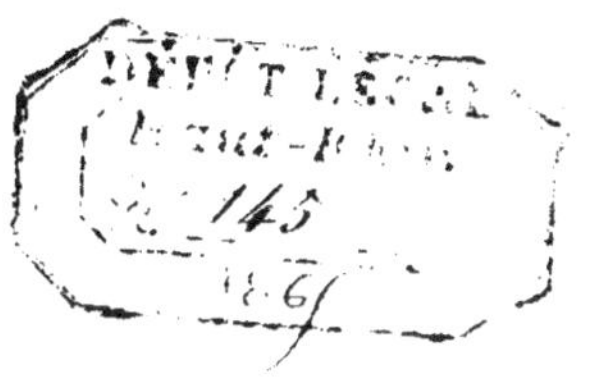

349. PARTIE DE LA VÉSICULE BILIAIRE

avec les parties molles d'une jeune fille de 17 ans infectées par la maladie syphilitique.

1. Dérangement du col de matrice.
2. Inflammation dangereuse à l'ovaire.
3. Inflammation et enflure du rectum.
4. Facette articulaire inférieure de la dernière vertèbre lombaire très-attaquée.
5. Attaque de l'os apophyse articulaire supérieur.
6. Inflammation et enflure dans les reins.
7. Les reins coupés superficiellement pour laisser voir l'intérieur.
8. Les reins ramènent la suppuration par leur correspondance à la vessie, ce qui donne au relâchement de l'urine une très-grande souffrance et une mauvaise odeur.
9. Incision faite à une tubercale au canal urinaire, qui se trouvant très-souvent bouché par ces enflures, il s'en suit que l'urine ne pouvant se rendre à la vessie, occasionne des souffrances insupportables.

Le corps de la jeune fille sur lequel on a pris cette préparation a eu le malheur d'être empoisonnée à sa première entrevue ; la honte d'avouer la maladie honteuse qui la dévorait, fut cause qu'au bout d'un mois seulement, aucun médecin n'a pu trouver des remèdes pour la guérir.

Elle est morte à Munich, le 25 mai 1865.

350. INTÉRIEUR ET EXTÉRIEUR

des parties honteuses d'une jeune fille empoisonnée par la maladie syphilitique.

1. Enflure et inflammation dans les parties qui menacent la vessie, celle-ci peut en être percée.
2. Inflammation et enflure à l'arrière des grandes lèvres et ayant atteint le rectum, par ce fait la matière passe par les parties génitales.
3. Grande inflammation à l'ovaire gauche suivie d'enflure; l'ovaire droit s'est tourné en hydropisie.
4. La matrice est en bon état.
5. Le rectum recevant la suppuration par la blessure, qui existe à la grande lèvre, il se trouve également attaqué.

GUÉRISON IMPOSSIBLE.

Colmar, impr. et lith. de Camille Decker

www.ingramcontent.com/pod-product-compliance
Lightning Source LLC
LaVergne TN
LVHW010017230826
846092LV00002B/859

* 9 7 8 2 3 2 9 5 9 9 4 0 3 *